BEI GRIN MACHT SICH IHR WISSEN BEZAHLT

AF 135921

- Wir veröffentlichen Ihre Hausarbeit, Bachelor- und Masterarbeit

- Ihr eigenes eBook und Buch - weltweit in allen wichtigen Shops

- Verdienen Sie an jedem Verkauf

Jetzt bei www.GRIN.com hochladen und kostenlos publizieren

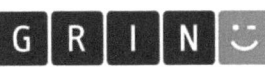

Die Low-Carb-Diät. Wirksamkeit und Gesundheitsrisiken im Überblick

Jessica Sauer

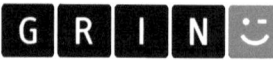

Bibliografische Information der Deutschen Nationalbibliothek:

Die Deutsche Nationalbibliothek verzeichnet diese Publikation in der Deutschen Nationalbibliografie; detaillierte bibliografische Daten sind im Internet über http://dnb.d-nb.de abrufbar.

ISBN: 9783346959768
Dieses Buch ist auch als E-Book erhältlich.

© GRIN Publishing GmbH
Trappentreustraße 1
80339 München

Druck und Bindung: Books on Demand GmbH, Norderstedt Germany
Gedruckt auf säurefreiem Papier aus verantwortungsvollen Quellen

Das Buch bei GRIN: https://www.grin.com/document/1399893

Academy of Sports

Abschlussarbeit – Erörterung des Themas Low Carb.

Ernährungsberatung B-Lizenz (inkl. Ernährung C-Lizenz)

Sauer, Jessica
26.08.2023

Inhaltsverzeichnis

Abbildungsverzeichnis

Tabellenverzeichnis

Abstract

Die vorliegende wissenschaftliche Arbeit widmet sich dem Themenkomplex der Low-Carb-Diät. Angesichts der gegenwärtigen gesellschaftlichen Entwicklung, in der das Streben nach körperlichem Wohlbefinden und Gewichtsmanagement eine zunehmend zentrale Rolle einnimmt, erfahren Diäten wie die Low-Carb-Diät eine breite Anwendung. Ziel dieser Arbeit ist es, sowohl die potenziellen Vorteile als auch die eventuellen Nachteile dieser Ernährungsstrategie auf kritische Weise zu beleuchten. In diesem Zusammenhang untersucht die vorliegende Arbeit die zentralen Fragestellungen: "Ist die Low-Carb-Diät für jeden geeignet?" sowie "stellt die Low-Carb-Ernährung eine langfristig effektive und gesunde Ernährungsform dar?". Zur Beantwortung dieser Fragestellungen erfolgt zunächst eine umfassende Erläuterung der Grundlagen zu Kohlenhydraten sowie der Low-Carb-Diät. Anschließend werden mittels wissenschaftlicher Quellen sowohl die Befürworter- als auch die Kritikerargumente dargestellt. Das persönliche Fazit dieser Arbeit rundet die Untersuchung ab, indem es die gewonnenen Erkenntnisse zusammenfasst.

Abstract English

The present scientific work is dedicated to the complex of topics of the low carb diet. In view of the current social development, in which the pursuit of physical well-being and weight management plays an increasingly central role, diets such as the low-carb diet are experiencing widespread use. The aim of this thesis is to critically highlight both the potential benefits and the possible drawbacks of this dietary strategy. In this context, this thesis examines the central questions: "Is the low carb diet suitable for everyone?" as well as "Does the low carb diet represent an effective and healthy form of nutrition in the long term?". To answer these questions, the basics of carbohydrates and the low-carb diet are first explained in detail. Subsequently, by means of scientific sources both the proponents and the critics arguments are represented. The personal conclusion of this work rounds off the study by summarizing the findings.

1 Einleitung

1.1 Motivation und Zielstellung

Wie das Sprichwort vom deutschen Philosophen Ludwig Feuerbach besagt „Du bist, was du isst", spielt die Ernährung eine wesentliche Rolle, wenn es um ein gesundes Leben geht (Lemke, 2007). Auch Studien belegen, dass die Ernährung noch vor der Bewegung und selbst der Genetik unsere Gesundheit prägt (Nadolski, 2023). Jedoch nimmt in allen Industrienationen die Zahl der Übergewichtigen dramatisch zu. Laut RKI waren im Jahr 2019 / 2020 in Deutschland 46,6 % der Frauen und 60,5 % der Männer von Übergewicht betroffen (Robert Koch Institut, 2021). Die möglichen Folgen sind ein erhöhtes Risiko an chronischen Herz-Kreislauf-Erkrankungen, Stoffwechselerkrankungen sowie die Entstehung bestimmter Krebsarten (Ekmekcioglu, 2023). Auf Grund der heutigen Gesellschaft, in der das Streben nach körperlichen Wohlbefinden und Gewichtsmanagement eine immer wichtigere Rolle spielt, sind in den letzten Jahrzenten diverse Diätformen in der breiten Öffentlichkeit bekannt und beliebt geworden. Im Jahr 2017 präferierten unter 1300 Befragten, die in Bezug auf die Verfolgung spezifischer Ernährungskonzepte untersucht wurden, 15 % die Option der Low-Carb-Diät (Kunst, 2019). Dies führte zur Etablierung dieses Ernährungsansatzes auf den ersten Rang. Dementsprechend basiert die Motivation für diese wissenschaftliche Arbeit auf der zunehmenden Popularität dieses Ernährungsansatzes. Diese Diät verspricht nicht nur eine rasche Abnahme von Pfunden, sondern erfreut sich auch aufgrund ihrer vermeintlich einfachen Umsetzung und der Möglichkeit, viele alltägliche Lebensmittel zu konsumieren, großer Beliebtheit. Jedoch ist gleichzeitig ein Mangel an umfassender wissenschaftlicher Untersuchung über die langfristigen Auswirkungen der Low-Carb-Diät auf die Gesundheit zu beobachten.

Daher liegt das Ziel dieser wissenschaftlichen Arbeit darin, die Low-Carb-Diät hinsichtlich ihres Versprechens eines schnellen Gewichtsverlusts zu untersuchen, während gleichzeitig eine umfassende Analyse der potenziellen Auswirkungen auf die Gesundheit durchgeführt wird. Die Arbeit zielt darauf ab, sowohl die Vorzüge als auch die möglichen Nachteile dieser Ernährungsstrategie kritisch zu beleuchten. Hierbei sollen fundierte wissenschaftliche Erkenntnisse herangezogen werden, um eine objektive Beurteilung der Wirksamkeit und der potenziellen gesundheitlichen Konsequenzen der Low-Carb-Diät zu ermöglichen. Dies trägt dazu bei, ein besseres Verständnis für die Vor- und Nachteile dieses Ernährungsansatzes zu schaffen und somit zu einem besseren Verständnis dieser populären Ernährungsform beizutragen.

1.2 Forschungsfragen

Ausgehend von der Zielstellung beschäftigt sich diese Arbeit mit folgenden Fragestellungen:

„Ist die Low-Carb-Diät für jeden geeignet?",

„Handelt es sich bei Low-Carb um eine langfristig effektive sowie gesunde Ernährungsform?".

1.3 Hypothese

Zur Untersuchung und Beantwortung der Forschungsfrage wird folgende Hypothese eingeführt:

H1: „Eine Low-Carb-Diät kann zu Gewichtsverlust führen, indem sie den Körper dazu anregt, vermehrt auf Fett als Energiequelle zurückzugreifen, was zu einer verbesserten Körperzusammensetzung bei Übergewichtigen führen könnte"

H2: „Unabhängig von individuellen metabolischen Unterschieden und körperlicher Verfassung kann jede Person eine Low-Carb-Diät erfolgreich umsetzen"

H3: „Bei der Low-Carb-Diät handelt es sich um eine langfristig effektive sowie gesunde Ernährungsform"

1.4 Grundlagen Kohlenhydrate

Fett, Eiweiß und Kohlenhydrate sind für den menschlichen Körper energieliefernde Nährstoffe. Wie in Abbildung 1 zu sehen, liegt die optimale Nährwertverteilung bei 30 % Fett, 15 % Eiweiß sowie 55 % Kohlenhydrate, wodurch sich die Kohlenhydrate als Hauptenergielieferant in der Nahrung ausweisen. Vor allem das Gehirn und die Muskeln sind auf Kohlenhydrate angewiesen. (Deutsche Gesellschaft für Ernährung e. V., 2023)

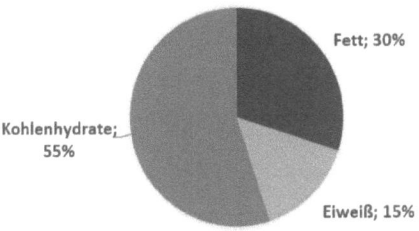

Abbildung 1. Optimale Nährwertverteilung nach DGE. Eigene Darstellung in Anlehnung an (Deutsche Gesellschaft für Ernährung e. V., 2023)

Dabei handelt es sich bei Kohlenhydraten um eine organische Verbindung aus Kohlenstoff, Wasserstoff sowie Sauerstoff (Lernhelfer, 2023). Sie kommen in einigen tierischen sowie durch Photosynthese in allen pflanzlichen Nahrungsmitteln vor und werden nach ihrem Molekülaufbau in Einfachzucker (Monosaccharide), Zweifachzucker (Disaccharide) und Vielfachzucker (Polysaccharide) unterteilt. Wie in Tabelle 1 aufgezeigt, ist der bekannteste Vertreter für Einfachzucker Glukose und Fruktose. Dem Körper ist es ausschließlich möglich, Einfachzucker zu absorbieren. (Süssmuth, 2021)

Aus diesem Grund werden während des Verdauungsprozesses die Zweifach,- und Vielfachzucker in Einfachzucker aufgespalten. Da aufgenommene Einfachzucker vom Körper nicht mehr zerlegt werden müssen, liefern sie einerseits sofort Energie. Andererseits erhöhen sie den Blutzuckerspiegel rasant, wodurch ein Anstieg des Insulins ausgelöst wird. Dieses Hormon sorgt dafür, dass die Körperzellen Glukose aufnehmen. (Adam, 2008)

Der genaue Vorgang und die Auswirkungen beim Verzehr von Einfachzucker ist im Kohlenhydrat-Insulin-Modell Abbildung 2 abgebildet.

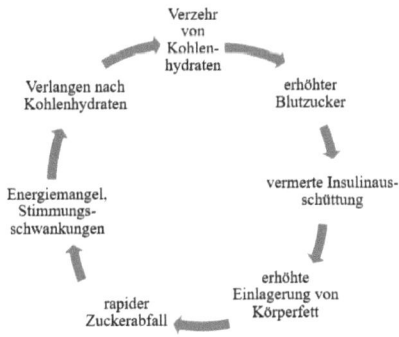

Abbildung 2. Kohlenhydrat-Insulin-Modell. Eigene Darstellung in Anlehnung an (V.Reena, 2023)

3

Wie in Tabelle 1 zu sehen ist, steigt der Blutzuckerspiegel beim Verzehr von Vielfachzucker (komplexe Kohlenhydrate) nur langsam an, weil der Prozess der Aufspaltung mehr Zeit benötigt. Dies bedeutet, je höher der Anteil an Einfachzucker ist, desto höher steigt der Blutzuckerspiegel an. (Stiftung Gesundheitswissen, 2023)

Tabelle 1. Verschiedene Arten von Kohlenhydraten.

Kohlenhydrate			
Zuckerart	Einfachzucker (Monosaccharide)	Zweifachzucker	Vielfachzucker (Polysaccharide)
Wo enthalten?	Traubenzucker (Glucose), Fruchtzucker (Fructose)	Kristallzucker (Saccharose), Milchzucker (Lactose), Malzzucker (Maltose)	Stärkehaltige Nahrungsmittel wie Kartoffeln, Brot, Reis,...
Aufnahme im Körper	Schnell; Blutzuckerspiegel steigt rasch an	Schnell; Blutzuckerspiegel steigt relativ rasch an	Langsam, Blutzuckerspiegel steigt langsam an

Hinweis. Eigene Darstellung in Anlehnung an (Stiftung Gesundheitswissen, 2023).

Der glykämische Index ist ein Maß dafür, wie schnell der Blutzuckerspiegel nach dem Verzehr von kohlenhydrathaltigen Lebensmitteln ansteigt. Dabei gilt der Index von Glucose mit dem Wert 100 als Maximum. Alle anderen Lebensmittel werden hinsichtlich ihrer Wirkung auf die Blutglukose ins Verhältnis gesetzt. Somit wird der Index in niedrig (< 55), mittel ($55 - 70$) und hoch ($70\text{-}100$) eingeteilt. (Deutsche Gesellschaft für Ernährung e. V., 2023)

Überschüssige Glukose wird in Glykogen umgewandelt und in der Leber sowie in den Muskeln als Energiereserve gespeichert. Sind diese gefüllt, wird der Überschuss an Glukose als Fettspeicher angelegt. Sind die Glykogenspeicher wiederrum leer, greift der Körper auf die Fettspeicher zurück, wobei diese abgebaut werden (Ketose). (Stiftung Gesundheitswissen, 2023)

1.5 Definition Low-Carb

„Low Carb" ist die Abkürzung für „low carbohydrate", was im deutschen „wenig Kohlenhydrate" bedeutet. Daher wird bei dieser Ernährungsweise eine geringere Menge an Kohlenhydraten aufgenommen als von der Deutschen Gesellschaft für Ernährung (DGE) empfohlen (55 %). (Zentrum der Gesundheit, kein Datum)

Die Bezeichnung dient somit als Sammelbegriff für diverse Ernährungskonzepte mit einem Kohlenhydratanteil von maximal 40 % der täglichen Energiezufuhr (Prinzhausen, 2018). Somit basieren die Low-Carb-Konzepte in erster Linie auf der Hypothese, dass die Senkung des Insulins zu einer Gewichtsabnahme führt. (Stadler, 2021)

1.6 Entwicklung von Low-Carb

Der Ursprung von Low Carb ist auf den adipösen Bestattungsunternehmer William Banting im Jahr 1862 zurückzuführen (LowCarb, kein Datum). Als Banting Hörprobleme bekam, wandte er sich an seinen HNO-Arzt. Dieser stellte fest, dass die Schwerhörigkeit ein Symptom seiner Fettleibigkeit war. Aufgrund seines hohen Übergewichts übte das Fett Druck auf das Innenohr aus. Daraufhin verordnete der Arzt eine Diät, bei der Banting auf Brot, Buttermilch, Zucker, Kartoffeln sowie Bier verzichten soll. Im Gegenzug dazu lag der Schwerpunkt der Ernährung auf Fleisch, Fisch, Gemüse und Wein. Durch diese Ernährungsumstellung erreiche Banting binnen eines Jahres eine Reduktion des Bauchumfangs von 30 cm und einen Gewichtsverlust von 25 kg. Wissenschaftlich anerkannt wurde diese Diät durch Prof. Dr. Felix von Niemeyer. Es wurde festgestellt, dass diese Art der Diät zum einen kohlenhydrat- als auch fettarm war. Somit lag der Fokus auf der Nährstoffzunahme von Eiweißen, dem keine fettaufbauende Wirkung zugesprochen wird. Somit fand einerseits die Diät im 19. Jahrhundert ihren Weg in die Lehrbücher und andererseits wurde „Banting" zum Synonym für „abnehmen". (Purucker, 2006)

1.7 Ausprägungsformen

1.7.1 Aktins-Diät

Der Grundstein der Aktins-Diät liegt in der drastischen Reduzierung von Kohlenhydraten, wodurch mehr Fett- und Eiweiß verzehrt werden. Bei der Durchführung der Atkins-Dität werden vier aufeinanderfolgende Phasen durchlaufen. Nach der Einleitungsphase erfolgt die Reduktionsphase, die Prä-Erhaltungsphase sowie abschließend die andauernde Erhaltungsphase.

Die erste Phase erstreckt sich über ca. zwei Wochen, wobei die Zufuhr der Kohlenhydrate auf 20 Gramm pro Tag beschränkt wird. Durch diese erhebliche Reduzierung verändert sich der Stoffwechsel im Körper. Um den Energieverlust auszugleichen, werden vermehrt fettreiche Lebensmittel konsumiert.

In der Reduktionsphase wird die optimale Kohlenhydrat-Menge ermittelt. Dies bedeutet, dass eine wöchentliche Kohlenhydraterhöhung von 5 Gramm erfolgt, bis keine Veränderung des Körpergewichts mehr zu beobachten ist. Da dies personenindividuell ist, ist keine Dauer der Reduktionsphase festzulegen.

Die neuen Gewohnheiten werden in der Prä-Erhaltungsphase gefestigt. Zudem darf in dieser Phase vermehrt auf Nährstoffquellen mit höherer Energiedichte gesetzt werden. Die andauernde Ernährungsphase zielt darauf ab, das Gewicht lebenslang stabil zu halten. Aus diesem Grund sind Nährstoffquellen mit einer hohen Energiedichte (bspw. Zucker) nach wie vor zu vermeiden. (AOK, 2021)

1.7.2 Lutz – Diät

Bekannt wurde die Lutz-Diät in der 1960er Jahren durch den österreichischen Internisten Doktor Wolfgang Lutz. Er hat diese Low-Carb-Diät in das Leben gerufen, da er der Meinung war das viele, wenn nicht sogar alle Zivilisationskrankheiten von dem Verzehr von Kohlenhydraten einher gehen. Früher zu Jäger und Sammler-Zeiten habe es solche Krankheiten nicht gegeben und die Schlussfolgerung war, dass Zucker und kohlenhydratreiche Lebensmittel, die mit der Zeit kamen, dafür verantwortlich sind. Er spricht von chronischen Krankheiten wie Magen-Darm-Erkrankungen, Arthrose, HerzKreislauf-Erkrankungen, Herzinfarkt, Diabetes mellitus und Fettsucht. Bei der Lutz-Diät soll wie auch bei den anderen Low-Carb-Diäten der Fokus auf Fleisch und Fisch gelegt werden. Ganz nach dem früheren Prinzip der Jäger und Sammler. Die Kohlenhydrate werden auf sechs Broteinheiten beschränkt und dürfen maximal 72g ergeben. Diese sollen nicht in einer Mahlzeit durch ein Weizenmehlbrötchen abgedeckt werden, sondern durch komplexe Kohlenhydrate. Diese wären laut Doktor Lutz zum Bespiel Reis, Kartoffeln, Vollkornprodukte wie Vollkornnudeln oder Vollkorngetreide oder ballaststoffreiche Gemüse- und Obstsorten. Hier ein Beispiel für insgesamt 72g Kohlenhydrate in sechs Broteinheiten: - 300g Blumenkohl: 9g - 200g Spargel: 7,8g - 50g Süßkartoffel: 10g - 100g Banane: 23g 12 - 150g Wassermelone: 12g - 300g Zucchini: 9,3g Sofern der Durchschnitt der Woche, täglich 72g ergibt, ist es in Ordnung, wenn einige Gramm zu viel oder zu wenig am Tag eingenommen werden. Die Summe am Ende der Woche sollte allerdings nicht deutlich die Angabe von 72g überoder unterschreiten. Fleisch und Fett dürfen unbegrenzt verzehrt werden, sowie auch Salat und kohlenhydratarmes Gemüse und Obst. Die Zubereitungsform von Gemüse und Fleisch soll mit mehrfach ungesättigten Fettsäuren, wie zum Beispiel Sonnenblumen- oder Sesamöl erfolgen. Durch den hohen Konsum an Obst und Gemüse ist ausreichend für die Vitaminund Mineralstoffzufuhr gesorgt. Zudem ist das Vermeiden von Zucker und Weißmehlprodukten nicht nur für den Gewichtsverlust gut, sondern auch für eine gesunde Ernährungsweise von Vorteil. (Low Carb Camp, 2022)

1.7.3   Glyx Diät

Bei der Glyx Diät wird zwischen den einfachen und komplexen Kohlenhydraten unterschieden. Wie in Tabelle 2 zu sehen, hilft eine Glyx-Tabelle über die Auswahl der richtigen Lebensmittel. In dieser sind die GIyx-Werte der einzelnen Lebensmittel durch Ampelfarben visuell dargestellt. Idealerweise werden Lebensmittel konsumiert, die einen grünen Glyx- sowie Fett-Index aufweisen. (Prinzhausen, 2018)

Zu Beginn der Diät erfolgen drei Suppentage. Anschließend wird die Ernährung dauerhaft auf Lebensmittel mit einem niedrigen Glyx-Index umgestellt. Auch hier liegt der Fokus auf dem Verzehr von Fleisch, Fisch sowie hochwertigen Fetten. Zuckerhaltige Speisen gilt es zu vermeiden. Zusätzlich soll durch den hohen Protein-Konsum am Abend die Fettverbrennung über Nacht angeregt werden.

Tabelle 2. Nährwert-Tabelle - GLYX Index

GI	Niedrig	GI	Mittelmäßig	GI	Hoch
10	Avocado	50	Basmatireis, Langkorn	70	Bratkartoffeln
15	Blumenkohl	50	Kiwi	70	Brioche
15	Oliven	50	Süßkartoffeln	70	Chips
15	Paprika	55	Banane	70	Croissant
30	Karotten (roh)	55	Spaghetti	70	Weißbrot
30	Kichererbsen	60	Honig	70	Salzkartoffeln
30	Sojamilch	60	Langkorn Reis	75	Donuts, Berliner
35	Joghurt	65	Couscous	75	Milchreis (gezuckert)
35	Apfel	65	Honigmelone	85	Karotten (gekocht)
35	Wildreis	65	Mais	85	Schnellkochreis
40	Erdnussbutter	65	Marmelade (gezuckert)	95	Pommes frites
40	Haferflocken	65	Mehrkornbrot	100	Datteln (getrocknet)
45	Couscous (Vollkorn)	65	Rosinen	110	Bier

Hinweis. Eigene Darstellung in Anlehnung an (Grillparzer, 2004)

1.7.4 LOGI

LOGI ist die Abkürzung für „Low Glycemic and Insulinemic Diet". Es handelt sich hierbei um eine langfristige Ernährungsform, bei der der Blutzucker sowie Insulinspiegel niedrig gehalten wird. Die Wahl der richtigen Lebensmittel wird in der Logi-Pyramide dargestellt (siehe Abbildung 3). In der Pyramide werden die einzelnen Lebensmittel nach ihrer Wirkung auf den Blutzucker- sowie Insulinspiegel eingeteilt. Des Weiteren wird empfohlen drei Hauptmahlzeiten und zwei Zwischenmahlzeiten zu konsumieren. Im Vergleich zur Glyx-Diät, bei welcher nur der glykämische Index betrachtet wird, werden hier die Lebensmittel nach der glykämischen Last der jeweils üblichen Portionsgröße bewertet.

Die Ernährung nach der LOGI-Methode soll Heißhunger vorbeugen, länger satt halten und das Abnehmen unterstützen. (Tessel, 2022)

Anmerkung der Redaktion: Abbildung wurde aus urheberrechtlichen Gründen entfernt.

Abbildung 3. LOGI-Pyramide (Die LOGI-Methode, 2019, https://www.essen-ohne-kohlenhydrate.info/abnehmen/ernaehrungskonzepte/die-logi-methode/)

1.7.5 Keto

Bei der Keto-Diät werden pro Tag 20 – 50 Gramm an Kohlenhydrate dem Körper zugeführt. Der Fokus liegt auf der Zuführung von gesunden Fetten und eine individuell angemessene Menge an Eiweißen. Dadurch verändert sich der Stoffwechsel und gerät in die sogenannte Ketose. Dies bedeutet, dass der Körper aufgrund der niedrigen Menge an Kohlenhydrate seine Energie anderweitig herstellen muss. Dabei werden in der Leber Fette in Ketonkörper zur Energiegewinnung umgewandelt, wodurch Körperfett abgebaut wird. (Busse, 2023)

Der Körper benötigt einige Zeit, um sich an dieser veränderten Prozess zu gewöhnen. Des Weiteren sollte der Energiebedarf wie folgt gedeckt werden:

- Kohlenhydrate: 5 %
- Proteine: 35 %
- Eiweiß: 60 %

1.7.6 Paleo

Die Paleo-Diät wird auch als „Steinzeit-Diät“ bezeichnet, denn es beschreibt eine Ernährungsform, die sich an den Essgewohnheiten der Jäger und Sammler orientiert. Aus diesem Grund liegt der Fokus auf Fisch, Fleisch, Gemüse, Obst und Nüssen. Damit greift man bei der Paleo-Diät auf nährstoffreiche, qualitative, unverarbeitete sowie natürliche

Lebensmittel zurück. Im Vergleich zu den anderen Diäten wird keinen prozentualen Anteil an Eiweiß, Kohlenhydraten und Proteine vorgeschlagen. (AOK, 2020)

1.7.7 Strunz

Die Strunz-Diät wurde vom Facharzt für Innere Medizin und Gastroenterolie Dr. Ulrich Strunz entwickelt. Seine zentrale Empfehlung liegt darin, den Eiweißverbrauch massiv zu erhöhen. Dabei wird die Diät in drei Phasen aufgeteilt, wobei jede Phase mehrere Wochen dauert. Während jeder Phase gilt es mindestens drei Liter Wasser, Tee oder Kaffee zu trinken, wobei Softdrinks und Alkohol tabu sind. Des Weiteren sollte zum einem jeden Tag ein Kilogramm Gemüse mit zwei Portionen Obst gegessen werden. Zum anderen sollen dem Körper täglich bis zu sechs Esslöffel wertvolles Pflanzenöl zugeführt werden.

In der ersten Phase wird auf Kohlenhydrate komplett verzichtet. Standardgemäß soll diese Phase 2 – 4 Wochen durchgeführt werden. In der zweiten Phase kommt die Paleo-Diät hinzu. Drei Wochen lang soll alles gegessen werden, was in der Natur vorkommt (bspw. Nüsse, Samen, Obst, Gemüse).

In der dritten Phase dieser Diät können Kartoffeln, Nudeln, Reis und Brot in kleinen Mengen konsumiert werden. Diese Phase hält so lange an, wie man die Diät umsetzen möchte. (Habres, 2019)

1.7.8 Übersicht weiterer Low-Carb-Diäten

Die oben aufgeführten Ausprägungsformen sind nur ein Teil dessen, welche sich auf dem Markt befinden. Es gibt 21 verschiedene Methoden, die sich in der Grammzahl der Kohlenhydrate unterscheidet, aber im Wesentlichen ähnlich ablaufen. Die einen haben ein Phasensystem, die anderen arbeiten anhand einer Ernährungspyramide und andere wiederum mit den Lebensmitteln des glykämischen Indexes. Es folgen die weiteren dreizehn Namen der Low-Carb-Diät-Ausprägungsformen:

- Anabole Diät
- Bulletproof Diät
- Hollywood Diät
- LCHF-Methode
- LCHQ-Methode
- Montignac Diät
- New York Diät

- Sears Diät 16
- Slow Carb Diät
- South Beach Diät
- Stillman Diät
- Whole 30
- Zero Carb Diät

2 Ergebnisse

2.1 Vorteile

Für eine Low-Carb Diät spricht, dass innerhalb kurzer Zeit ein schneller Abnehmeffekt realisiert werden kann. Dies liegt unter anderem daran, dass der Körper bei reduzierter Kohlenhydrataufnahme vermehrt Fett als Energiequelle nutzt. Der Körper benötigt mehr Zeit für die Verdauung von Fetten und Eiweiß, weshalb das Sättigungsgefühl länger anhält (Tian Hu, 2012). Dies bestätigt eine wissenschaftliche Studie, in der ein Vergleich zwischen der Wirksamkeit von Low-Carb und Low-Fat Diäten stattfand. Diese Studie widerspiegelt, dass innerhalb der ersten drei bis sechs Monaten der Gewichtsverlust in der Low-Carb-Gruppe im Vergleich zur Low-Fat- Gruppe signifikant höher war. (Gardner, Trepanowski, Gobbo, & al, 2018)

Insbesondere bei Menschen mit Diabetes kann eine Low-Carb-Diät zu einer besseren Kontrolle des Blutzuckerspiegels führen. Wie in Abbildung 2 und Tabelle 1 zu sehen, lassen Kohlenhydrate in Form von Einfachzucker den Insulinspiegel schnell ansteigen. Dieser fällt innerhalb kürzester Zeit rapide ab, wodurch Heißhungerattaken entstehen. Besteht die aufgenommen Nahrung vermehrt aus Eiweiß und Fetten, werden Blutzuckerspitzen und dadurch resultierende Heißhungerattaken vermieden. (Nussbaumer, 2018)

Triglyceride sind Fettmoleküle, die in zu großer Menge das Herzinfarktrisiko erhöhen. Eine Studie belegt, dass eine Senkung der Kohlenhydratzufuhr mit einer Senkung des Triglyzeridspiegels einhergeht, indem sie verschiedene metabolische Prozesse beeinflusst. Beispielsweise werden Kohlenhydrate im Körper in Glukose umgewandelt, die als Energiequelle genutzt werden. Überschüssiges Glukose wird jedoch in Form von Triglyceriden in den Fettzellen gespeichert. Durch die Reduzierung der Kohlenhydrate wird weniger Glukose produziert und weniger Triglyceride werden gespeichert. Des Weiteren wird durch den Fettabbau ebenfalls Triglyceride in den Fettzellen freigesetzt und zur Energiegewinnung genutzt, was zu niedrigeren Triglyceridwerten im Blut führen kann. (Tian Hu, 2012)

Ein weiterer positiver Effekt einer Low Carb Diät liegt nicht nur im Abbau von sichtbarem Unterhautfettgewebe, sondern auch im Abbau von viszeralem Fett. Dabei handelt es sich um inneres Bauchfett, welches sich um die inneren Organe ansammelt und nicht direkt erkennbar ist. Je höher das innere Bauchfett, desto größer ist das Risiko für Herz-Kreislauf-Erkrankungen

(Schlaganfall, Herzinfarkt und Arteriosklerose) sowie für Stoffwechselerkrankungen (Diabetes). (Tian Hu, 2012)

Viele Anhänger von Low-Carb Diäten berichten von einer verbesserten Energie und einem ausgeglichenerem Energielevel über den Tag hinweg. Durch den Verzicht auf stark zuckerhaltige Lebensmittel werden Blutzuckerspitzen und -abfälle vermieden. Des Weiteren wird durch einen stetigen Insulinspiegel das Gehirn konstanter mit Energie versorgt. Dies führt zu einer gleichbleibenden Leistungsfähigkeit. (Worm, 2016)

Kohlenhydrate binden Wasser im Körper. Bei einer Reduzierung der Kohlenhydrataufnahme verringert sich auch die Wassereinlagerung im Körper, was zu einer sichtbaren Gewichtsabnahme führen kann. (Dapprich, 2023)

Um eine Low-Carb Diät durchzuführen, muss sich zwangsläufig mit der Thematik Ernährung auseinandergesetzt werden. Dadurch entwickelt die entsprechende Person ein Verständnis für die Lebensmittel und die Hauptnährstoffe. Das Ergebnis ist ein besseres Bewusstsein zu den Lebensmitteln und dem eigenen Körper. (Alexander, 2017)

Ebenso erfordern Low-Carb Diäten den Verzicht auf viele zuckerhaltige Lebensmittel, sodass sie dazu beitragen können, den Zuckerkonsum zu reduzieren. Ein hoher Zuckerkonsum wird oft mit diversen gesundheitlichen Problemen in Verbindung gebracht. (Blum, 2015)

2.2 Nachteile

Wie in Kapitel 2.1 erläutert, kann mit der Low-Carb Diät ein schneller Abnehmerfolg einhergehen. Allerdings wurde in dieser Studie auch die Langzeitwirkung der Diät untersucht. Dabei ergab die Studie, dass dieser anfängliche Unterschied in der Gewichtsabnahme nach einem Jahr nicht mehr signifikant war. Das bedeutet, dass die Vorteile einer kohlenhydratarmen Diät bezüglich der Gewichtsabnahme im Vergleich zur fettarmen Diät sich im Laufe der Zeit abgeschwächt haben. Zum einem ist der anfänglich schnelle Gewichtsverlust auf den Abbau von Wassereinlagerungen zurückzuführen. Da bei einer Low-Carb Diät die Glykogenspeicher reduziert werden, wird auch das an dem Glykogen gebundene Wasser ausgeschieden. Zum anderen hat der menschliche Körper die Fähigkeit, sich an Veränderungen der Ernährung anzupassen. Über einen längeren Zeitraum kann sich der Stoffwechsel an eine kohlenhydratarme Ernährung anpassen, indem er den Energieverbrauch reduziert und die Effizienz des Fettstoffwechsels erhöht. Dadurch kann der anfängliche Vorteil einer kohlenhydratarmen Diät bei der Gewichtsabnahme nachlassen. (Gardner, Trepanowski, Gobbo, & al, 2018)

Es ist anzunehmen, dass eine Low-Carb-Ernährung einige soziale Herausforderungen mit sich bringt, da sie den Verzicht auf viele kohlenhydratreiche Lebensmittel erfordert. Beispielsweise kann es bei sozialen Situationen wie Familienfeiern, Restaurantbesuchen oder geselligen Treffen mit Freunden, bei denen gemeinsame Mahlzeiten eingenommen werden, schwierig sein, eine Low-Carb-Ernährung durchzuhalten. Oftmals sind die angebotenen Speisen reich an Kohlenhydraten, wodurch es herausfordernd ist geeignete kohlenhydratarme Optionen zu finden. Mögliche Konsequenten können Unwohlsein und Isolation sein oder ein zeitnahes Abbrechen der Diät.

Steht dem Körper keine Glukose für die Energiegewinnung zur Verfügung, wird der Fettspeicher verbrannt (Ketose). Dabei findet eine erhöhte Produktion von Ketonkörpern statt, die aus einer chemischen Verbindung bestehen. Aceton, eines der Ketonkörper, hat einen charakteristischen süßlichen Geruch, der sich durch den Atem bemerkbar machen kann. Dies kann zu einem unangenehm, fruchtigen oder acetongeprägten Mundgeruch führen. (Stocker, Aubry, Lilly Bally, & Stanga, 2019)

Wie bereits erwähnt, werden bei einer Low-Carb-Ernährung viele tierische Fette und Proteine aufgenommen. Das steigert laut Forschern nicht nur das Sterberisiko, sondern schadet auch der Umwelt und dem Tierwohl. Wer auf eine Low-Carb-Diät setzten will, der sollte sich darüber informieren, wie er Eiweiße und Fette auch aus nicht- tierischen Quellen zu sich nehmen kann. (Eatbetter, kein Datum)

Das langfristige Vermeiden von Kohlenhydraten führt zu einer unausgewogenen Ernährung, da dieser Nährstoff ins Defizit gerät. Um dem Körper dennoch die notwendige Energie zuzuführen, ist eine höhere Aufnahme von Eiweiß und Fett unabdingbar. Jedoch führt zum einem eine erhöhte Zufuhr von Eiweiß zu einem erhöhten Stoffwechsel in der Leber und somit zu einer erhöhten Produktion von Harnstoff. Dies bedeutet, dass durch eine zu hohe Aufnahme von Eiweiß die Niere mehr Arbeit leisten muss, um den zusätzlichen Harnstoff aus dem Blut zu filtern und auszuscheiden. Dadurch wird die Niere stärker belastet und das Risiko einer Nierenerkrankung steigt. Zum anderen stört eine zu hohe Aufnahme an Fett das Gleichgewicht zwischen Energieaufnahme und -verbrauch. Übergewicht und weitere ernährungsbedingte Erkrankungen, wie bspw. Diabetes Typ 2, sind die Folge. Zusätzlich bestätigt eine Auswertung von 10 Studien, dass die Versorgung mit einigen Vitaminen und Mineralstoffen wie z.B.

Vitamin B1, Folsäure und Jod bei Durchführung von einer Low-Carb Diät abnahm (DeutschesGesundheitsPortal, 2023). Dies widerspiegelt, dass eine ausgewogene und vielseitige Ernährung essenziell für eine optimale Zufuhr von Nähr- und Mineralstoffen sowie Vitaminen ist.

Auch unter den Profisportlern finden sich immer mehr Anhänger einer kohlenhydratarmen, fettreichen Ernährung. Bei Sportarten die Schnelligkeit, Kraft, Ausdauer, Koordination sowie mentale Fokussierung erfordern, benötigt der Körper eine schnelle Kohlenhydratverfügbarkeit. Da eine Energiegewinnung aus dem Fettstoffwechsel nur bei genügend Sauerstoff möglich ist, sind bei hohen Belastungen von > 80 % der maximalen Sauerstoffaufnahme die Kohlenhydrate die einzige Hauptenergiequelle. Zudem ist die oxidative Kohlenhydratverbrennung doppelt so schnell wie aus Fetten. Dies bedeutet, dass eine zureichende Kohlenhydratzufuhr für die Leistungsfähigkeit bei Sportlern unabdingbar ist. Sind während der körperlichen Aktivität die Glykogenspeicher entleert tritt Ermüdung sowie Übertrainingssymptome auf. Zum anderen sind Kohlenhydrate auch für die Regeneration nach körperlichen Aktivitäten entscheidend für die Leistungsfähigkeit sowie für die Immunfunktion. Längere Low-Carb Phasen können dies beeinträchtigen. Wie in Tabelle 3 zu sehen, sind die Folgen unzureichende Regenerationsfähigkeit, Müdigkeit, Abgeschlagenheit sowie erhöhte Verletzungs- und Infektanfälligkeit. Dies ist darauf zurückzuführen, dass der Körper bei intensiver Belastung den Eiweißstoffwechsel angreift. Dies wiederrum führt zu Muskelabbau sowie einem geschwächten Immunsystem. Weiterhin kann eine Kohlenhydratreduktion die Hormonproduktion beeinträchtigen und Trainingsstress verstärken. (Gleeson, 2015; Mosler, 2016)

Tabelle 3. Schema zu den Effekten und Risiken der "Low-Carb-Diät" im Sport.

Kohlenhydratarme Ernährung im Sport		
Nährstoffverteilung		„Low Carb"
	Fett	> 60 % der Energie
	Kohlenhydrate	< 25 % der Energie
Effekte im Ausdauersport	↑ Fettoxidation in Ruhe und unter Belastung	
	↑ Intramuskuläre Fettspeicher	
	↑ Fetttransporter	
	↓ Kohlenhydratoxidation unter Belastung	
	↓ Metabolische Flexibilität	
	• Keine wissenschaftlichen Belege für Leistungssteigerung	
	• Schlechtere Leistung bei intensiven Ausdauerbelastungen	
	• Möglicher Nutzen von „Low carb" nur bei langandauernder submaximaler Belastung ohne intensive Belastungsabschnitte	
	• Im Leistungssport *nicht* geeignet	
Potenzielle Risiken	↑ Infektanfälligkeit	
	↑ Verletzungsanfälligkeit	
	↑ Stress / Übertraining	
	↓ Regenerationsfähigkeit	
	↓ Belastbarkeit (mentale und physische)	

Hinweis. Eigene Darstellung in Anlehnung an (Mosler, 2016)

Ein weiterer negativer Aspekt ist, dass es bisher nur begrenzte Langzeitstudien gibt, die die langfristigen Auswirkungen einer kohlenhydratarmen Ernährung auf die Gesundheit untersuchen. Langfristige Folgen, insbesondere in Bezug auf den Stoffwechsel und die Nährstoffversorgung sind daher nicht vollständig bekannt. (Adam, 2008)

In einer weiteren Studie wurde zudem bei den Probanden, welche die Low-Carb Diät durchführten, einen Anstieg des LDL-Cholesterins um 5 % festgestellt. Dies kann auf den erhöhten Verzehr von gesättigten Fettsäuren zurückzuführen sein. Tierische Produkte wie

Fleisch und Butter sind häufig Bestandteil von Low-Carb Diäten. Ihr hoher Gehalt an gesättigten Fettsäuren kann den LDL-Cholesterinspiegel erhöhen. Das Hauptproblem bei einem hohen LDL-Cholesterinspiegel besteht darin, dass es das Risiko für Herz-Kreislauf-Erkrankungen erhöht, insbesondere für koronare Herzkrankheiten. Bei koronaren Herzkrankheiten werden die Herzgefäße, die das Herz mit sauerstoffreichem Blut versorgen, durch Arteriosklerose verengt. Dadurch wird der Blutfluss zum Herzmuskel beeinträchtigt, was im schlimmsten Fall zu einem Herzinfarkt führen kann. (Gary D Foster, 2003)

2.3 Umsetzungsmöglichkeiten im Alltag

Die Integration einer Low-Carb-Diät in den Alltag erfordert ein bewusstes Vorgehen, um die Ernährung ausgewogen und gesundheitsfördernd zu gestalten. Dabei sollten immer die individuelle Gesundheitssituation und die persönlichen Vorlieben berücksichtigt werden, um eine nachhaltige Ernährungsweise zu entwickeln. Ansätze zur Integration einer Low-Carb-Diät in den Alltag können folgende Maßnahmen umfassen:

1. Bildung und Informationsvermittlung: Zu Beginn ist es wichtig, sich über die Grundprinzipien einer Low-Carb-Diät zu informieren. Dabei sollte eine wissenschaftlich fundierte Quelle genutzt werden, um die Auswirkungen auf die Gesundheit und den Stoffwechsel zu verstehen. Die Kenntnis über erlaubte und zu vermeidende Lebensmittel ist essenziell, um die Umstellung in den Alltag zu erleichtern.

2. Mahlzeitenplanung: Eine strukturierte Mahlzeitenplanung unterstützt eine erfolgreiche Integration der Low-Carb-Diät in den Alltag. Wochenpläne mit ausgewogenen und kohlenhydratarmen Rezepten können erstellt werden. Durch die Planung im Voraus wird der Einkauf und die Zubereitung erleichtert.

3. Mahlzeiten vorbereiten: Mahlzeiten können vorgekocht und eingefroren werden. Dadurch kann auch an Tagen mit wenig Zeit ein vollwertiges Essen zu sich genommen werden.

4. Kohlenhydratarme Alternativen: Die Identifikation von kohlenhydratarmen Alternativen zu klassischen Kohlenhydratquellen ist entscheidend. Rezepte für kohlenhydratarme Pizzen, Nudeln oder Brote können in die Ernährung integriert

werden, um den Genuss von beliebten Gerichten zu erhalten und das Gefühl von Verzicht zu minimieren.

5. Ballaststoffreiche Lebensmittel: Die Einnahme von ausreichend Ballaststoffen ist auch in einer Low-Carb-Diät essenziell. Nicht-stärkehaltiges Gemüse, Nüsse und Samen sind hervorragende Quellen für Ballaststoffe, die die Sättigung fördern und die Darmgesundheit unterstützen.

6. Snacks und Zwischenmahlzeiten: Gesunde, kohlenhydratarme Snacks können vorbereitet werden, um Heißhungerattacken zu vermeiden und Energie zwischen den Mahlzeiten zu gewährleisten.

7. Soziale Situationen anpassen: Soziale Anlässe und Einladungen erfordern häufig eine flexible Herangehensweise. Die Kommunikation im Voraus mit dem Gastgeber kann helfen, kohlenhydratarme Optionen zu besprechen oder eigene Speisen mitzubringen, um sich auch in Gesellschaft an die Diät zu halten.

8. Bewusster Restaurantbesuch: Beim Essen in Restaurants oder Imbissen können kohlenhydratarme Optionen gewählt werden, wie etwa Salate mit Proteinzusätzen oder Fleisch- und Fischgerichte mit Gemüsebeilagen.

9. Individuelle Anpassungen: Jeder Mensch ist unterschiedlich. Es ist wichtig, auf den eigenen Körper zu hören und mögliche Anpassungen in der Low-Carb-Diät vorzunehmen, um individuelle Bedürfnisse und Reaktionen zu berücksichtigen.

10. Nachhaltigkeit und Flexibilität: Eine nachhaltige Integration der Low-Carb-Diät in den Alltag erfordert Flexibilität und realistische Ziele. Ein gesundes Gleichgewicht zwischen sozialen Aspekten und der Ernährung sollte angestrebt werden, um eine langfristige Umsetzung zu gewährleisten.

11. Expertenberatung: Eine professionelle Ernährungsberatung kann wertvolle Unterstützung bieten, um die Ernährung an individuelle Bedürfnisse und Lebensumstände anzupassen und mögliche gesundheitliche Auswirkungen zu berücksichtigen.

2.4 Ausschlusskriterien

Eine Low-Carb-Diät kann für viele Menschen eine wirksame Ernährungsoption sein. Dennoch gibt es bestimmte Gruppen von Individuen, für die eine solche Ernährungsweise möglicherweise nicht geeignet ist oder für die besondere Vorsicht geboten ist:

Menschen mit Nierenerkrankungen: Wie bereits in Kapitel 2.2 beschrieben, führt eine erhöhte Zufuhr von Eiweiß zu einem erhöhten Stoffwechsel in der Leber und somit zu einer erhöhten Produktion von Harnstoff. Dies bedeutet, dass durch eine zu hohe Aufnahme von Eiweiß die Niere mehr Arbeit leisten muss, um den zusätzlichen Harnstoff aus dem Blut zu filtern und auszuscheiden. Dadurch wird die Niere stärker belastet. (Utopia, 2023)

Schwangere oder stillende Frauen: Während der Schwangerschaft und Stillzeit haben Frauen einen erhöhten Nährstoffbedarf, um die Bedürfnisse ihres wachsenden Kindes zu erfüllen. Eine Studie zeigt, dass sich der Verzicht auf Kohlenhydrate in der Schwangerschaft negativ auf die Entwicklung des heranwachsenden Babys auswirkt. Somit besteht ein bis zu 30 % höheres Risiko für einen Neuralrohrdefekt. Grund dafür ist die wichtige Folsäure, die vor allem in den ersten Monaten der Schwangerschaft essenziell für die Entwicklung des Kindes ist. Durch einen Mangel kann die Entwicklung des zentralen Nervensystems des Babys schädigen und verhindern, dass sich das Neuralrohr des Embryos schließt. Die Frauen, die vor und während der Schwangerschaft weniger Kohlenhydrate zu sich nahmen, wiesen einen signifikanten geringeren Level an Folsäure auf, als Frauen, die ihre Kohlenhydrat-Konsum nicht regulierten. (Zschocher, 2021)

Kinder und Jugendliche: Kinder und Jugendliche befinden sich in einer entscheidenden Wachstums und Entwicklungsphase, die eine ausreichende Zufuhr von Nährstoffen erfordert. Eine zu restriktive Low-Carb-Diät könnte zu einem Mangel an essenziellen Nährstoffen führen, der die normale Entwicklung beeinträchtigen könnte. (Deutsches Gesundheitsportal, 2021)

Personen mit Essstörungen: Eine strenge Diät, wie eine Low-Carb-Diät, könnte bei Menschen mit Essstörungen problematisch sein und das Risiko eines Rückfalls erhöhen. Es ist wichtig, eine Ernährungsweise zu wählen, die die physische und psychische Gesundheit unterstützt und keine negativen Auswirkungen auf das Essverhalten hat. (Business Insider, 2021)

Personen mit erhöhten sportlichen Anforderungen: Athleten oder Menschen, die regelmäßig intensives Training betreiben, haben einen erhöhten Bedarf an Kohlenhydraten als

Hauptenergiequelle. Eine zu geringe Kohlenhydrataufnahme könnte die sportliche Leistung beeinträchtigen und die Erholung nach dem Training negativ beeinflussen. (Braun)

3 Diskussion

3.1 Hypothesentest

H1: *„Eine Low-Carb-Diät kann zu Gewichtsverlust führen, indem sie den Körper dazu anregt, vermehrt auf Fett als Energiequelle zurückzugreifen, was zu einer verbesserten Körperzusammensetzung bei Übergewichtigen führen könnte"*

Eine Low-Carb-Diät zielt darauf ab, die Zufuhr von Kohlenhydraten zu reduzieren, was zu einem Mangel an Glukose führen kann, der normalerweise als Hauptenergiequelle des Körpers dient. Steht dem Körper nicht ausreichend Glukose zur Verfügung, greift er auf Fettreserven zurück, um Energie zu produzieren. Dies kann zur Bildung von Ketonkörpern führen, einem alternativen Energiestoffwechselweg, der als Ketose bezeichnet wird. Diese Umstellung auf die Nutzung von Fetten als Hauptenergiequelle könnte zu einem erhöhten Fettstoffwechsel beitragen und potenziell zu einer gesteigerten Fettverbrennung führen. Zusammenfassend lässt sich sagen, dass eine Low-Carb-Diät potenziell zu Gewichtsverlust führen kann, indem sie den Körper dazu anregt, vermehrt auf Fett als Energiequelle zurückzugreifen. Dieser Prozess könnte zu einer verbesserten Körperzusammensetzung bei Übergewichtigen führen, wenn gleichzeitig ein Kaloriendefizit eingehalten wird. Somit ist diese Hypothese anzunehmen.

H2: *„Unabhängig von individuellen metabolischen Unterschieden und körperlicher Verfassung kann jede Person eine Low-Carb-Diät erfolgreich umsetzen"*

Die Hypothese besagt, dass unabhängig von individuellen metabolischen Unterschieden und körperlicher Verfassung jede Person in der Lage ist, eine Low-Carb-Diät erfolgreich umzusetzen. Jedoch ist wie in Kapitel 2.2 und Kapitel 2.4 die individuelle Reaktion auf die Ernährungsform von mehreren Faktoren abhängig. Beispielsweise sollten Personen mit bestimmten gesundheitlichen Problemen wie Nierenerkrankungen, ihre Ernährung sorgfältig planen und sich den negativen Auswirkungen einer Low-Carb-Diät bewusst sein. Des Weiteren kann der Grad der körperlichen Aktivität einer Person ebenfalls eine Rolle dabei spielen, wie effektiv sie auf eine Low-Carb-Diät anspricht. Aktive Menschen haben unterschiedliche Kohlenhydratbedürfnisse, um ihre sportliche Leistung aufrechtzuerhalten. Zudem hängt auch die Umsetzung einer Diät von den persönlichen Vorlieben, Essgewohnheiten, kulturellen Einflüssen sowie sozialen Situationen ab, wodurch eine Ernährungsumstellung für manche Menschen schwieriger sein kann als für andere. Dies zeigt auf, dass eine erfolgreiche Low-Carb-Diät von einer Vielzahl von individuellen Faktoren abhängig ist. Daher muss jeder individuell abwägen, welche Ernährungsform am besten zu seinen Zielen, Vorlieben und gesundheitlichen Bedürfnissen passt. Aus diesem Grund ist diese Hypothese abzulehnen.

H3: *„Bei der Low-Carb-Diät handelt es sich um eine langfristig effektive sowie gesunde Ernährungsform"*

Diese Hypothese ist komplex und erfordert eine differenzierte Betrachtung. Wie in dieser wissenschaftlichen Arbeit dargestellt, gibt es zahlreiche Studien und wissenschaftliche Untersuchungen, die sich mit den Auswirkungen von Low-Carb-Diäten auf die Gesundheit und die langfristige Effektivität beschäftigen. Dabei sind die Aussagen umstritten. Einige Studien deuten darauf hin, dass Low-Carb-Diäten zu einer Verbesserung von Risikofaktoren für Herz-Kreislauf-Erkrankungen, wie z. B. einer Senkung des Triglyceridspiegels und einer Erhöhung des HDL-Cholesterins, führen können. Dies könnte helfen, das Risiko von Herzkrankheiten zu verringern. Auf der anderen Seite haben einige Untersuchungen auch negative Auswirkungen von Low-Carb-Diäten auf die Gesundheit gezeigt. Zu den möglichen Nachteilen gehören eine erhöhte Belastung der Nieren, da der Körper mehr Stickstoff ausscheidet, sowie Veränderungen im Darmmikrobiom aufgrund des reduzierten Ballaststoffverzehrs. Es ist wichtig zu beachten, dass die Auswirkungen von Low-Carb-Diäten je nach individuellen Faktoren, wie Alter, Geschlecht, Stoffwechseltyp und Gesundheitszustand, variieren. Somit hängt die langfristige Effektivität und Gesundheit von Low-Carb-Diäten von verschiedenen Faktoren ab, weshalb eine Low-Carb-Diät für manche Menschen langfristig effektiv und gesund sein kann, während sie für andere weniger vorteilhaft sein kann. Es ist wichtig, dass jeder Mensch seine Ernährung an seine individuellen Bedürfnisse und Vorlieben anpasst und dabei eine ausgewogene und vielfältige Ernährung beibehält, die alle notwendigen Nährstoffe enthält. Somit ist die Hypothese abzulehnen.

3.2 Persönliche Meinung

Nach eingehender Auseinandersetzung mit dem Thema der Low-Carb-Diät und der Analyse verschiedener wissenschaftlicher Quellen bin ich zu einer reflektierten Meinung gelangt. Die Low-Carb-Diät zeigt Potenzial als eine mögliche Ernährungsstrategie, insbesondere für Menschen, die ihren Blutzuckerspiegel kontrollieren möchten. Jedoch möchte ich betonen, dass die Low-Carb-Diät nicht für jeden gleichermaßen geeignet sein mag. Die individuellen Bedürfnisse, körperlichen Voraussetzungen und Gesundheitsziele jedes Einzelnen sollten bei der Entscheidung für oder gegen diese Ernährungsform berücksichtigt werden. Zudem ist es wichtig, die langfristigen Auswirkungen und potenziellen Risiken der Diät zu berücksichtigen, insbesondere in Bezug auf den Verzicht von bestimmten Nahrungsmittelgruppen.

Eine ausgewogene Ernährung bleibt meiner Ansicht nach von höchster Bedeutung. Die Low-Carb-Diät kann als Teil eines breiteren Ansatzes zur Gesundheitsförderung und Gewichtsmanagement dienen, aber sie sollte nicht isoliert betrachtet werden. Es ist ratsam, sich von qualifizierten Fachleuten beraten zu lassen und gegebenenfalls regelmäßige Gesundheitsuntersuchungen durchzuführen, um sicherzustellen, dass die Ernährung den individuellen Bedürfnissen gerecht wird. Daher empfehle ich den Verzehr von komplexen Kohlenhydraten, wie sie in Vollkornprodukten, Hülsenfrüchten und stärkehaltigem Gemüse zu finden sind. Sie stellen eine sinnvolle Alternative zu raffinierten Kohlenhydraten dar und tragen dazu bei, Heißhungerattacken zu reduzieren und eine stabilere Energieversorgung zu gewährleisten.

Insgesamt bin ich der Überzeugung, dass die Low-Carb-Diät ein interessanter Ansatz ist, der bei richtiger Anwendung positive Effekte auf die Gesundheit und das Wohlbefinden haben kann. Dennoch sollte sie mit Vorsicht und unter Berücksichtigung der individuellen Gegebenheiten angewendet werden, um langfristig von den potenziellen Vorzügen dieser Ernährungsstrategie zu profitieren.

4 Fazit

In einer Gesellschaft, in der der Konsum von Fast-Food und hochverarbeiteten Lebensmitteln häufig anzutreffen ist, übersteigt der Zuckergehalt und die Kohlenhydrataufnahme unsere ideale Einnahme. Die Low-Carb-Diät stellt einen deutlichen Gegensatz dar. Denn dabei handelt es sich um eine Ernährungsform, die den Konsum von Kohlenhydraten reduziert und stattdessen auf proteinreiche Lebensmittel und Fette setzt. Die Diät hat in den letzten Jahren an Popularität gewonnen, insbesondere als Ansatz zur Gewichtsreduktion und zur Verbesserung bestimmter Gesundheitsparameter. Vorteile einer Low-Carb Diät liegen in einer anfänglich schnellen Gewichtsabnahme, einer verbesserte Blutzucker- und Insulinregulierung sowie einer Verringerung von Triglyceriden im Blut. Dennoch kann auch durch die Wahl von komplexen Kohlenhydraten der Blutzucker und die Insulinregulierung konstanter gehalten werden. Vollkornprodukte, die den gesamten Getreidekern, einschließlich Kleie- und Keimanteils, enthalten, weisen einen höheren Ballaststoffgehalt auf. Dieser höhere Ballaststoffgehalt kann, ähnlich wie bei einer Low-Carb-Diät, zu einer gesteigerten Sättigung beitragen, was wiederum hilfreich bei der Kontrolle des Appetits und der Portionierung sein kann. Indem sie den Verdauungsprozess verlangsamen, unterstützen komplexe Kohlenhydrate eine gleichmäßigere Freisetzung von Glukose ins Blut, wodurch plötzliche Schwankungen im Blutzuckerspiegel vermieden werden können. Dies kann dazu beitragen, das Energielevel stabil zu halten und Heißhungerattacken zu minimieren, ohne dass auf wichtige Nährwerte verzichtet werden muss.

Daher ist aus Sicht des Autors die Integration von komplexen Kohlenhydraten in den Ernährungsplan eine sinnvolle Strategie, um die Vorzüge einer Low-Carb-Diät zu nutzen, ohne dabei Abstriche bei der Versorgung mit lebenswichtigen Nährstoffen machen zu müssen. Die Einschränkung von Kohlenhydraten kann zu Mangelerscheinungen bestimmter Nährstoffe führen und sich negativ auf die Darmgesundheit auswirken. Menschen mit bestimmten gesundheitlichen Bedingungen, wie beispielsweise Gicht oder Nierenproblemen, sollten besonders vorsichtig sein und vor der Umstellung auf eine Low-Carb-Diät ihren Arzt konsultieren.

Eine ausgewogene Ernährung, die alle Makronährstoffe (Kohlenhydrate, Proteine und Fette) sowie Mikronährstoffe (Vitamine und Mineralstoffe) berücksichtigt, ist für die langfristige Gesundheit von entscheidender Bedeutung. Es gibt keine "One-Size-Fits-All"-Diät, und jede Ernährungsform sollte individuell auf die Bedürfnisse, Vorlieben und den Gesundheitszustand einer Person abgestimmt sein.

Letztendlich sollte das Ziel einer Ernährung darin bestehen, die Gesundheit zu fördern, nachhaltige Essgewohnheiten zu entwickeln und einen ausgewogenen Lebensstil zu pflegen, der eine Vielzahl von nährstoffreichen Lebensmitteln einschließt.

5 Literaturverzeichnis

Adam, P. D. (2008). Low-Fat oder Low-carb-Diät – was ist effizienter? *Komplementäre und Integrative Medizin.*

Alexander. (2017). *Essen ohne Kohlenhydrate.* Von https://www.essen-ohne-kohlenhydrate.info/abnehmen/low-carb/vorteile-und-nachteile-von-low-carb/ abgerufen

AOK. (18. 08 2020). Von Paleo: Die Steinzeit-Diät: https://www.aok.de/pk/magazin/ernaehrung/ernaehrungsformen/paleo-die-steinzeit-diaet/ abgerufen

AOK. (06. 01 2021). *AOK.* Von Kann ich mit der Atkins-Diät gesund abnehmen?: https://www.aok.de/pk/magazin/ernaehrung/abnehmen/atkins-diaet-effektiv-zum-abnehmen/#:~:text=Kann%20ich%20mit%20der%20Atkins%2DDi%C3%A4t%20ges und%20abnehmen%3F&text=Viele%20Ern%C3%A4hrungs%2D%20und%20Fitness experten%20sind,der%20Schl%C3%BCssel%20zum%20Ab abgerufen

Blum, E. (2015). *Paleo-Power für Frauen: Gesund, schnell und dauerhaft abnehmen.* Goldmann.

Braun, H. (kein Datum). *Characteristics of Nutrition in Competitive Sports, Ranging from Leisure Activities to High-Performance Athletics.*

Business Insider. (03. 04 2021). Von 6 Anzeichen dafür, dass ihr keine Keto-Diät oder Low-Carb-Diät machen solltet: https://www.businessinsider.de/wissenschaft/ernaehrung/6-zeichen-gegen-keto-oder-low-carb-diaet-2021-3/ abgerufen

Busse, L. (01. 08 2023). *Eat Smarter.* Von Ketogene Diät: Das steckt dahinter: https://eatsmarter.de/abnehmen/diaeten/ketogene-diaet abgerufen

Dapprich, J. (14. 03 2023). *UPFIT.* Von https://upfit.de/coach/entwaessern-bei-wassereinlagerungen/ abgerufen

Deutsche Gesellschaft für Ernährung e. V. (16. 08 2023). Von Referenzwerte-Tool: https://www.dge.de/wissenschaft/referenzwerte-tool/ abgerufen

Deutsche Gesellschaft für Ernährung e. V. (30. 07 2023). Von Glyx-Diät: https://www.dge.de/gesunde-ernaehrung/diaeten-und-fasten/heilfasten/weitere-diaeten/glyx-diaet/#:~:text=Der%20glyk%C3%A4mische%20Index%20ist%20ein,Glucose%2FTraubenzucker%20auf%20100%20festgelegt. abgerufen

Deutsches Gesundheitsportal. (18. 05 2021). Von Low Carb-Diäten für Jugendliche: Studie zeigt zu hohen Gehalt an gesättigten Fettsäuren: https://www.deutschesgesundheitsportal.de/2021/05/18/low-carb-diaeten-fuer-jugendliche-studie-zeigt-zu-hohen-gehalt-an-gesaettigten-fettsaeuren/ abgerufen

DeutschesGesundheitsPortal. (06. 01 2023). Von Low Carb-Diät mindert Aufnahme von wichtigen Mikronährstoffen: https://www.deutschesgesundheitsportal.de/2023/01/06/low-carb-diaet-und-naehrstoffmangel/#:~:text=Es%20zeigte%20sich%2C%20dass%20alle,um%2010%20%25%20bis%2070%20%25. abgerufen

Die LOGI-Methode. (04. 04 2019). Von Essen ohne Kohlenhydrate: https://www.essen-ohne-kohlenhydrate.info/abnehmen/ernaehrungskonzepte/die-logi-methode/ abgerufen

Eatbetter. (kein Datum). *Eatbetter.* Von Low-Carb-Diät: Vorteile, Ernährungsplan & Tipps: https://www.eatbetter.de/low-carb-diaet-vorteile-ernaehrungsplan-tipps#welche-vorteile-hat-eine-low-carb-dit-11440 abgerufen

Ekmekcioglu, U.-P. D. (10. 03 2023). *Gesundheit.* Von https://www.gesundheit.gv.at/leben/ernaehrung/gewicht/uebergewicht-ursachen.html abgerufen

Gardner, C. D., Trepanowski, J. F., Gobbo, L. C., & al, e. (2018). *Effect of Low-Fat vs Low-Carbohydrate Diet on 12-Month Weight Loss in Overweight Adults and the Association With Genotype Pattern or Insulin Secretion.*

Gary D Foster, H. R. (2003). *A randomized trial of a low-carbohydrate diet for obesity.* Massachusett.

Gleeson, M. (2015). *Immunological aspects of sport nutrition.* National Library of Medicine.

Grillparzer, M. (2004). *Glyx Kompass.* GRÄFE UND UNZER.

Habres, N. (27. 09 2019). *Instyle*. Von Abnehmen mit der Strunz-Diät: So funktioniert die Experten-Methode: https://www.instyle.de/beauty/strunz-diaet-abnehmen abgerufen

Kunst, A. (23. 07 2019). *Statista*. Von https://de.statista.com/statistik/daten/studie/716923/umfrage/verfolgung-von-ernaehrungskonzepten-in-deutschland-nach-geschlecht/ abgerufen

Lemke, H. (2007). *Ethik des Essens: Eine Einführung in die Gastrosophie*. Akademie Verlag. Von https://www.epikur-journal.at/de/ausgabe/detail.asp?id=159&art=Artikel&tit=%E2%80%9EDer%2520Mensch abgerufen

Lernhelfer. (16. 08 2023). *Lernhelfer*. Von Kohlenhydrate: https://www.lernhelfer.de/schuelerlexikon/chemie/artikel/kohlenhydrate abgerufen

Low Carb Camp. (01. 04 2022). Von Die Lutz-Diät: sinnvolle Low-Carb-Variante oder gefährliche Reduktionskost?: https://lowcarbcamp.de/die-lutz-diaet-14996/ abgerufen

LowCarb. (kein Datum). *LowCarb*. Von Die Geschichte von Low Carb: https://lowcarb-community.de/die-geschichte-von-low-carb/ abgerufen

Mosler. (2016). *„Low Carb"-Ernährung im Sport: Eine kurze Übersicht zu aktuellen Erkenntnissen und potentiellen Risiken*.

Nadolski, J. (07. 02 2023). *Brigitte*. Von https://www.brigitte.de/gesund/ernaehrung/du-bist--was-du-isst---deshalb-ist-dieser-satz-mehr-als-eine-floskel-12792744.html abgerufen

Nussbaumer, H. (2018). *Ernährungstherapie bei Typ-2-Diabetes*. Springer.

Prinzhausen, J. (2018). *LOGI und Low Carb in der Sporternährung: Glykämischer Index und Glykämische Last - Einfluss auf gesundheit und körperliche Leistungsfähigkeit*. Systemed . Von WAS IST „LOW CARB" EIGENTLICH GENAU?: https://www.fitness-food-mit-biss.de/blog/low-carb abgerufen

Purucker, E. A. (2006). William Banting - Ein Pionier der angewandten Diättherapie. *Ernährung & Medizin*.

Robert Koch Institut. (2021). *Robert Koch Institut*. Von Übergewicht und Adipositas: https://www.rki.de/DE/Content/Gesundheitsmonitoring/Themen/Uebergewicht_Adip

ositas/Uebergewicht_Adipositas_node.html#:~:text=Nach%20Selbstangaben%20aus
%20den%20Jahren,steigen%20%C3%9Cbergewichts%2D%20und%20Adipositaspr
%C3%A4valenzen%20an. abgerufen

Stadler, S. (04. 06 2021). *Barmer*. Von Low-Carb-Ernährung: Wie gesund ist kohlenhydratarme Ernährung?: https://www.barmer.de/gesundheit-verstehen/leben/ernaehrung/low-carb-ernaehrung-1003314#:~:text=Das%20bedeutet%20%E2%80%9Ewenig%20Kohlenhydrate%E2%80%9C.,(%E2%80%9ENo%20Carb%E2%80%9C). abgerufen

Stiftung Gesundheitswissen. (16. 08 2023). Von Wie gesund sind Kohlenhydrate?: https://www.stiftung-gesundheitswissen.de/gesundes-leben/ernaehrung-lebensweise/wie-gesund-sind-kohlenhydrate abgerufen

Stocker, R. K., Aubry, E. R., Lilly Bally, J.-M. N., & Stanga, Z. (2019). *Ketogene Diät: evidenzbasierte therapeutische Anwendung bei endokrinologischen Erkrankungen*. Hogrefe.

Süssmuth, L. (07. 05 2021). *Faszination Chemie*. Von Was sind eigentlich… Kohlenhydrate?: https://faszinationchemie.de/chemie-ueberall/news/was-sind-eigentlich-kohlenhydrate/#:~:text=Bei%20der%20Photosynthese%20bilden%20Pflanzen,%2C%20sowie%20Lactose%2C%20dem%20Milchzucker. abgerufen

Tessel, K. (23. 11 2022). *Eat Smarter*. Von LOGI-Methode: Ein Beginner's Guide: https://eatsmarter.de/abnehmen/diaeten/logi-methode#:~:text=LOGI%20steht%20f%C3%BCr%20%22Low%20Glycemic,Abnehmen%20erleichtern%2C%20ohne%20zu%20hungern. abgerufen

Tian Hu, K. T. (2012). *Effects of Low-Carbohydrate Diets Versus Low-Fat Diets on Metabolic Risk Factors: A Meta-Analysis of Randomized Controlled Clinical Trials*. National Library of Medicine. Von https://www.brain-effect.com/magazin/low-carb-diaet#Die%20Vorteile%20der%20Low%20Carb%20Di%C3%A4t abgerufen

Utopia. (24. 02 2023). Von Eiweiß: Zu viel Protein schadet den Nieren, zu wenig dem ganzen Körper: https://utopia.de/ratgeber/eiweiss-protein/ abgerufen

V.Reena. (16. 08 2023). *V-Reena*. Von Machen Kohlenhydrate fett?: https://www.v-reena.com/machen-kohlenhydrate-fett/ abgerufen

Worm, D. N. (2016). *Natürlich Low Carb.* Riva.

Zentrum der Gesundheit. (kein Datum). *Zentrum der Gesundheit.* Von https://www.zentrum-der-gesundheit.de/ernaehrung/ernaehrungsformen/low-carb-ernaehrung/low-carb-ernaehrung: https://www.zentrum-der-gesundheit.de/ernaehrung/ernaehrungsformen/low-carb-ernaehrung/low-carb-ernaehrung abgerufen

Zschocher, A. (28. 01 2021). *familie.de.* Von Low-Carb in der Schwangerschaft? Studie zeigt, warum das keine gute Idee ist: https://www.familie.de/schwangerschaft/schwangerschaftswochen/ssw1-12/kein-low-carb-in-der-schwangerschaft/ abgerufen

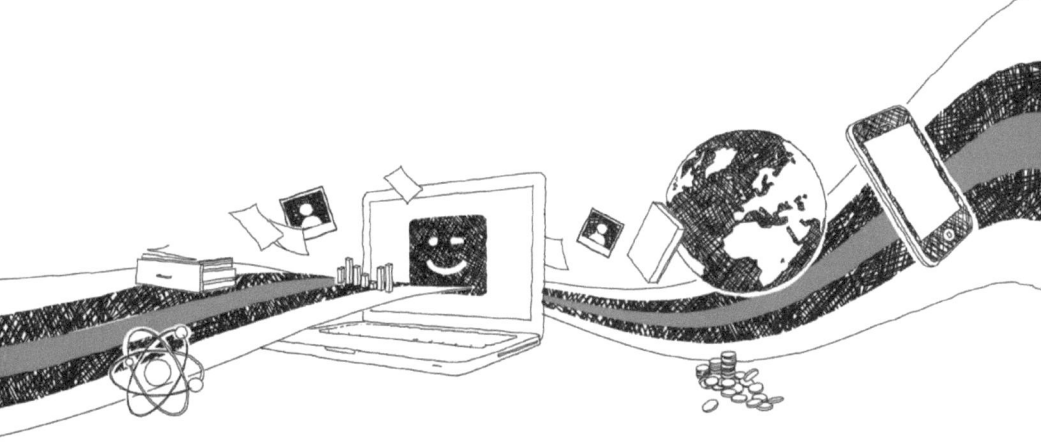
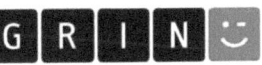